CLINIQUE CHIRURGICALE

(Pavillon Saint-Louis)

PAR LE

Dʳ J. LAFOURCADE (de Bayonne)

Ancien Interne des Hôpitaux de Paris

Ancien aide d'Anatomie

Ancien chef de Clinique chirurgicale à la Faculté de Médecine de Paris

IMPRIMERIE A. LAMAIGNÈRE

Bayonne, rue Jacques Laffitte — Biarritz, rue du Château

—

1901

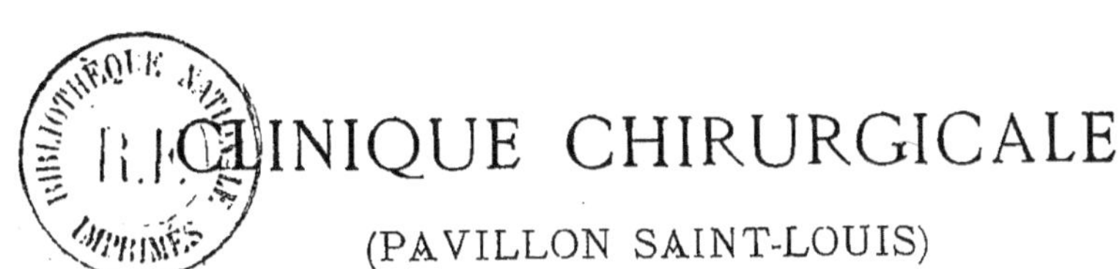

CLINIQUE CHIRURGICALE

(PAVILLON SAINT-LOUIS)

Clinique Chirurgicale

(Pavillon Saint-Louis)

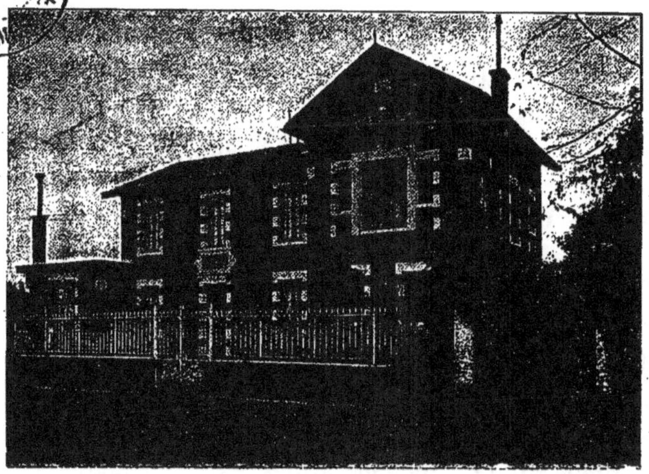

J'ai fait élever à Bayonne, il y a deux ans et demi, une Clinique chirurgicale privée. Une aile indépendante, avec des pièces très confortables, vient d'être ajoutée à la construction primitive et je dispose de *seize lits* répartis en douze chambres. Aussi, puis-je maintenant réserver quatre lits éloignés des autres chambres, *à des femmes nécessiteuses atteintes d'affections abdominales et gynécologiques*. Si, plus tard, le besoin s'en fait sentir, il me sera possible, un agrandissement ultérieur ayant été prévu, d'atteindre vingt-quatre lits.

Nous savons qu'il est impossible de faire à domicile de la chirurgie propre. C'est là une vérité qui n'a plus besoin d'être démontrée, mais que l'on ne saurait trop répandre. En donnant un aperçu de ma Clinique et de ma sallé d'opérations, je désire montrer que je possède une installation où se rencontrent les conditions de l'hygiène et de l'asepsie les plus rigoureuses. J'ai voulu toutefois que la disposition de ma maison de santé rappelle le moins possible une clinique ou un hôpital.

Les résultats que j'ai obtenus depuis deux ans et demi pour les opérations pratiquées au *Pavillon Saint-Louis* sont dus aux améliorations progressives que j'ai introduites dans ma salle d'opérations et aux procédés de stérilisation de l'eau, des instruments, des compresses, des fils et des pansements dont je donne plus loin la description.

J'ai fait à ma Clinique, du 1ᵉʳ août 1898 au 31 décembre 1900, dans deux ans et demi, 745 opérations importantes (1) avec trois morts (je ne compte pas les opérations faites en ville). Les laparotomies, au nombre de 142, ont ces trois insuccès à leur actif, soit une mort seulement sur 47 laparotomies. Les 603 opérations extra-abdominales ne m'ont donné aucune mortalité.

Ces 745 opérations comprennent 45 opérations septiques et 700 interventions aseptiques. Les suppurations, *même très légères* (dues le plus souvent à un fil) ont été au nombre de neuf, soit une suppuration sur 77 opérations.

Située *en pleine campagne*, à dix minutes du centre de la ville, sur la route de Bayonne à Biarritz, à proximité de la station du tramway, Lachepaillet, entourée d'un jardin d'agrément, la Clinique domine un plateau d'où la vue s'étend à cinq kilomètres jusqu'à l'Océan.

Le *Pavillon Saint-Louis*, bâti en pierre et chaux hydraulique, est orienté de l'est à l'ouest, avec façades princi-

---

(1) Les opérations insignifiantes ne sont pas comprises dans ce nombre.

pales au nord et au sud, percées de larges ouvertures entourées de briques et de pierre de Crazannes, comprend un rez-de-chaussée, un premier étage et une aile indépendante.

Le *rez-de-chaussée*, surélevé au-dessus du sol, présente un parquet de carreaux de ciment. Là se trouvent, de chaque côté d'un couloir central, large de 1^{m}50, la cuisine et ses dépendances, la salle de bains, un cabinet d'attente, une petite chapelle, les chambres du personnel et, à l'extrémité, deux chambres de malades à deux lits. Ce sont les quatre lits que je réserve aux femmes pauvres. Cette destination n'est que provisoire. *Une partie indépendante sera ultérieurement appropriée à cette catégorie de malades.*

Un large escalier central conduit au *premier étage* où sont sept chambres de malades, la lingerie et la *salle d'opérations*, disposées autour d'un couloir de mêmes dimensions que celui du rez-de-chaussée.

Le mobilier des chambres, sans rideaux et sans tentures, comprend un lit en fer et cuivre, avec sommier en treillage de fils d'acier recouvert d'une toile à voile. Il m'a semblé que, par sa désinfection facile, cette literie présentait la plus grande sécurité. La table de nuit, la table de toilette, la table, le fauteuil et les chaises en rotin que l'on trouve dans chaque chambre, sont laqués blanc ivoire et d'un nettoyage très facile.

Le papier qui tapisse les murs, en vernis très solide, peut se laver à grande eau.

Après le départ de chaque malade, la chambre est désinfectée par les vapeurs de formaldéhyde.

A chaque étage se trouve *un cabinet d'aisances* à grande chasse d'eau.

Le *chauffage* du bâtiment principal est assuré par deux

calorifères Besson, situés dans la cage de l'escalier, au rez-de-chaussée et au premier étage. Ils donnent pendant l'hiver une température uniforme de 16 à 18 degrés.

L'*éclairage* est obtenu par des becs conjugués à l'acétylène. L'appareil de Daix, placé en dehors, donne l'acétylène au service, à la salle d'opérations, aux couloirs et à l'aile indépendante.

Au pavillon principal se trouve annexée une *aile perpendiculaire indépendante*, de construction récente, comprenant un rez-de-chaussée (1) exhaussé de un mètre et où les malades sont à l'abri des petits inconvénients inhérents à un séjour dans une clinique chirurgicale. On accède à cette partie par une porte vitrée s'ouvrant dans le couloir du rez-de-chaussée. Cette aile indépendante comprend un large couloir, des cabinets d'aisances, un cabinet de débarras et trois belles chambres, une à deux lits et deux à un seul lit. L'une de ces chambres a un perron qui lui est particulier. Ces pièces sont chauffées par des cheminées munies d'un appareil Fondé. Elles ont un mobilier des plus coquets, laqué dans les teintes claires.

Le *Personnel* de la Clinique comprend quatre religieuses de l'ordre des Servantes de Marie et une femme de peine. Des quatre religieuses, l'une est chargée de la cuisine, trois sont préposées aux malades, deux pendant la journée, l'autre pendant la nuit. La sœur veilleuse passe les nuits auprès des grands opérés et se tient à la disposition des autres malades. Il y a cinq ans que ce personnel, sous ma direction, met son dévouement au service des malades avec un zèle auquel on se plaît à rendre hommage.

(1) Tout a été prévu dans cette dernière construction pour supporter un exhaussement de deux étages.

Salle d'opérations

Située au premier étage, à l'extrémité ouest du Pavillon, la salle d'opérations présente deux parties : la salle d'opérations proprement dite et un cabinet adjacent pour les appareils à stérilisation et les réservoirs du lavabo.

La *salle d'opérations* a 4m50 de longueur sur 4m20 de large et 3m30 de hauteur. Elle reçoit le jour, du nord et de l'ouest, par deux larges baies vitrées. La nuit, l'éclairage est assuré par un puissant bec conjugué à l'acétylène.

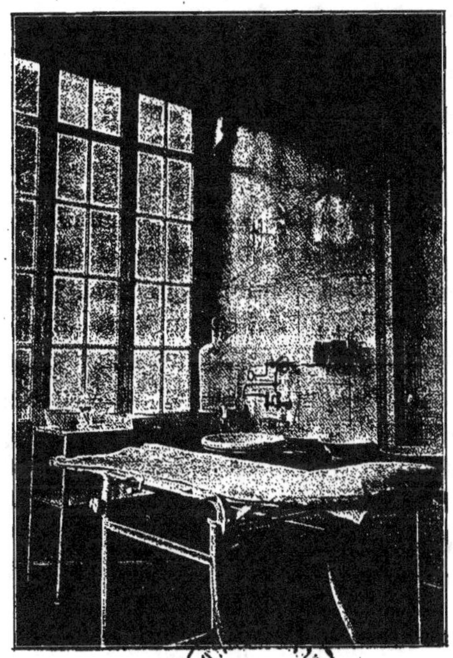

Partie de la salle d'opérations

Le *sol*, en carreaux de ciment comprimé posés sur

voûte, est incliné vers un des angles où se trouve un échappement pour l'écoulement des liquides. On peut ainsi laver le sol à grand courant d'eau après chaque opération.

Les *murs et le plafond*, aux angles arrondis, sont vernis au ripolin blanc ivoire.

Le *chauffage* est assuré par un calorifère à gaz hermétiquement clos, le poêle Potain qui jette de l'air chaud dans la salle d'opérations, les produits de combustion allant au dehors par un conduit spécial. C'est un système de chauffage des plus pratiques, car il donne rapidement une chaleur suffisante et le débit de la chaleur peut ensuite être modéré ou activé, suivant les besoins.

On trouve dans cette pièce : une table d'opérations métallique, à renversement et à modifications diverses, une table en métal à deux étagères d'opaline pour les plateaux à instruments et les boîtes à compresses, un appareil roulant avec deux bocs pour les injections vaginales, deux porte-cuvettes pour le sublimé, un tabouret métallique à vis, une étagère en glace et enfin le lavabo.

Du côté de la salle d'opérations le *lavabo* présente : une cuvette en porcelaine scellée au mur avec tuyau de vidange au-dessus de laquelle sont deux robinets à genouillère et un robinet mélangeur au coude. Les deux robinets à genouillère fournissent de l'eau filtrée au Chamberlan, chaude et froide. *Le robinet mélangeur débite de l'eau chaude et froide, stérilisée au préalable à 134 degrés.*

Un récipient de 16 litres contenant du sublimé à 1/1000, un porte-savon, deux tablettes en glace supportant deux bocaux de sublimé pour les brosses et deux cuvettes destinées au permanganate de potasse et au bisulfite de soude, complètent le lavabo.

Cabinet adjacent. — Placé à droite de la salle d'opérations, ce cabinet mesure 4ᵐ50 sur 2 mètres. Il comprend les appareils de stérilisation, les réservoirs d'eau destinée au lavabo, le tout chauffé au gaz, les médicaments et accessoires.

Un *autoclave Levassort* sert à stériliser non seulement les compresses et les pansements, mais encore l'eau des solutions antiseptiques et *celle qui remplit deux récipients en cuivre avec fermeture aseptique.*

Un *stérilisateur* pour instruments par coction dans une solution de carbonate de soude est chauffé par des brûleurs à gaz.

Un *filtre à pression* de trois bougies donne 60 litres d'eau filtrée par jour.

Les récipients d'eau du lavabo, scellés au mur, comprennent : un baril en verre de 50 litres contenant de l'eau filtrée au Chamberlan, un réservoir en cuivre nickelé de 25 litres placé sur une couronne à gaz et fournissant de l'eau filtrée chaude, et enfin deux réservoirs en cuivre de 20 litres chacun, destinés à l'eau stérilisée à 134 degrés et en communication avec le robinet mélangeur. L'un de ces réservoirs est placé sur un brûleur à gaz, si bien que je dispose d'eau stérilisée froide et chaude.

Voici la disposition que j'ai établie pour avoir de l'eau stérilisée. *J'estime qu'une salle d'opérations ne présente le maximum de garanties et de sécurité que si le chirurgien peut disposer d'eau stérilisée à 134 degrés,* car l'eau filtrée bouillie n'est pas suffisante. L'autoclave Levassort, muni d'un filtre d'amiante, est relié par un tuyau soudé à l'un des récipients. Les deux récipients communiquant entre eux, il est facile de les remplir simultanément d'eau stérilisée. Avant de stériliser l'eau, on stérilise la canalisation, les récipients et le robinet, en y faisant passer un courant de vapeur pendant 15 minutes. On remplit alors l'auto-clave aux 2/3 de sa hauteur, on le ferme et on laisse monter la pression jusqu'à deux atmosphères, soit 134 degrés, pression que l'on maintient pendant quinze minutes. L'eau est alors stérilisée. On éteint le gaz, et quand la pression est suffisamment tombée, on ouvre le robinet de l'autoclave. La vapeur refoule l'eau stérilisée, lui fait traverser le filtre d'amiante et l'envoie dans les réservoirs.

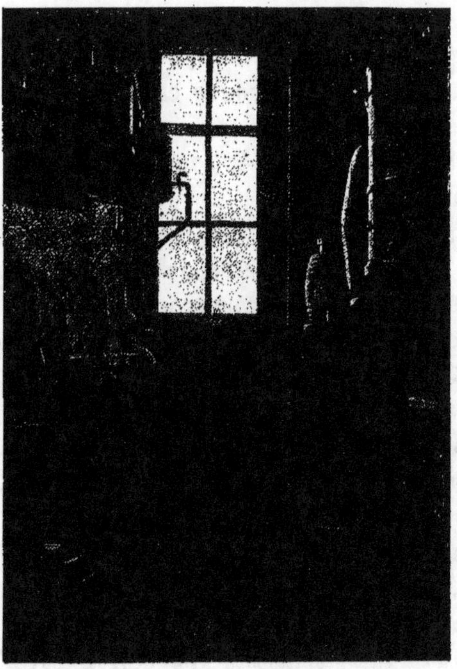

Cabinet de Stérilisation

Le cabinet adjacent possède en outre quelques flacons de solutions antiseptiques et de sérum.

Pratique de l'asepsie et de l'antisepsie

Je désire, pour terminer, montrer quelle est ma pratique courante de l'asepsie et de l'antisepsie opératoires et de l'asepsie des pièces à pansements, des fils et des compresses :

Préparation de l'opéré. — Tout malade qui entre à la Clinique prend un grand bain savonneux. Puis la région opératoire est rasée, savonnée, brossée à l'alcool et au sublimé et recouverte d'un pansement humide au sublimé. Les mêmes précautions sont prises au moment de l'intervention, en se servant d'eau stérilisée, d'alcoolé de savon et de sublimé.

Préparation des mains du chirurgien et de l'aide. — Brossage prolongé dans un peu d'eau stérilisée chaude avec de l'alcoolé de savon (alcool à 80 saturé de savon noir). Les brosses passées à l'autoclave trempent dans le sublimé. Puis, séjour des mains et des avant-bras dans le permanganate de potasse et le bisulfite de soude et, *pour terminer, brossage dans le sublimé.* J'ai l'habitude, pendant l'opération, de tremper plusieurs fois les mains dans le sublimé et de les essuyer avec une compresse aseptique.

Asepsie des compresses. — Les compresses dont je me sers pour éponger et les compresses isolantes de champ opératoire sont passées à l'autoclave. Quand il s'agit de laparotomies, je me sers de compresses sèches stérilisées au Sorel *à deux reprises différentes.*

Asepsie des fils et des drains. — Les fils à ligatures (catguts et soies) sont préparés par moi-même. Pour les ligatures, je me sers presque exclusivement de catgut stérilisé par les vapeurs d'alcool absolu sous pression. Il en est de même des soies.

Les crins de Florence et les drains sont passés à l'autoclave et conservés dans une solution de formol à 1/200.

Stérilisation des instruments. — Pour les opérations courantes, je me contente de l'ébullition à 106° pendant 30 minutes dans une solution de carbonate de soude. Pour les laparotomies, les instruments sont stérilisés à 134° dans l'autoclave. En mettant très peu d'eau dans l'autoclave, les instruments ne sont pas détériorés par ce procédé de stérilisation. Au moment de l'opération, les instruments sont placés dans des plateaux émaillés remplis d'une solution de formol à 1/200 préparée avec de l'eau stérilisée.

Stérilisation des pansements. — Quelques épaisseurs de gaze iodoformée et de coton hydrophile, le tout maintenu par des bandes, constituent les pansements suffisants pour la plupart des opérations. Quand il s'agit de résections des grandes jointures ou de laparotomies, je me sers de mousseline et de coton hydrophile stérilisés à 134° et conservés dans des boîtes en zinc destinées à cet usage, qui contiennent de la mousseline et 125 grammes de coton hydrophile. Elles sont hermétiquement fermées et sont ouvertes au moment du pansement.

Je ferai remarquer que je combine la méthode aseptique rigoureuse avec l'usage du sublimé et du formol. Le sublimé sert à parfaire le nettoyage de la peau de l'opéré et des mains du chirurgien et de l'aide. Les instruments, stérilisés au préalable, baignent dans une solution antiseptique et se trouvent ainsi à l'abri des poussières qui peuvent les contaminer pendant l'opération. J'ai la conviction que les résultats obtenus, dont j'ai parlé plus haut, sont dus *à la combinaison de l'asepsie et de l'antisepsie.*

Bayonne, le 30 Mars 1901.